OBSERVATIONS
SUR DIFFÉRENTES
MALADIES,

Faites par M. RICAVY, Docteur en Médécine, pour servir de suite à son traité sur les Eaux Minérales de Digne.

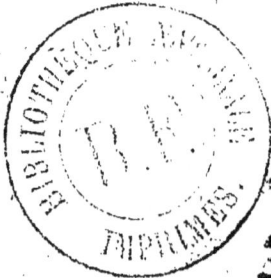

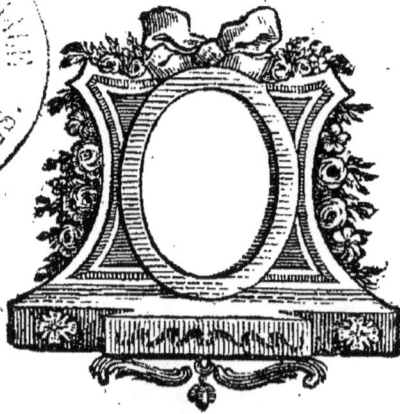

A DIGNE,

Chez J. GUICHARD fils, Imprimeur du Département des Basses Alpes.

1790.

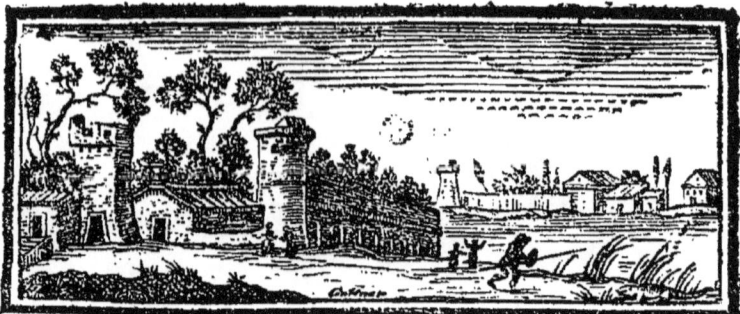

OBSERVATIONS

SUR DIFFÉRENTES
MALADIES,

Observations sur le rhumatisme.

M. de Lanſuluc, capitaine au régiment d'infanterie de Bourgogne, étoit attaqué de douleurs rhumatiſmales dans toute l'habitude du
corps depuis l'hiver dernier : Ces douleurs qui
étoient ſurvenues à une goutte inflammatoire
qui avoit affecté alternativement tous les viſ-
cères du bas ventre & qui le tourmentoient
cruellement, l'avoient réduit dans l'état le plus
déplorable ; pluſieurs remèdes lui furent adminiſtrés ſans qu'il en retira du ſoulagement, il

A

fut envoyé à nos bains à la faifon de mai de l'année 1790 : Il étoit à fon arrivée dans cette ville dans l'état le plus trifte, il ne fe relevoit que que très - difficilement lorfqu'il étoit baiffé, il avoit la plus grande peine à marcher, nos eaux & nos bains le rétablirent entièrement.

La femme de M. Ricavy , chirurgien à Entrevenes , éprouvoit depuis plufieurs années , des douleurs vives de rhumatifme dans toute l'habitude du corps ; ayant été confulté fur fon état , je lui confellai de venir faire ufage de nos bains où elle fut envoyée à la faifon de mai de l'année 1790 , au fecond bain fes regles parurent , je la fis difcontinuer ; fes regles paffées , elle reprit fon traitement ; nos eaux & nos bains lui firent recouvrer la fanté.

Le nommé Jean-Jacques Embercette , chaffeur du bataillon des chaffeurs royaux de Provence , compagnie Martini , étoit attaqué de douleurs rhumatifmales qui lui avoient été occafionnées par le froid depuis le commencement de novembre de l'année 1789 , d'une plaie & d'un engorgement très-confidérables à la partie moyenne & interne de fa jambe droite ; les véficatoires lui furent appliqués dans la vue de diminuer les douleurs ; plufieurs remèdes indiqués à fon état lui furent également adminiftrés ; fans qu'il en retira aucun foulagement ; nos eaux & nos bains dont il fit ufage à la faifon de feptembre, de l'année 1790 , le rétablirent entièrement.

Le nommé Guibourg , appointé dans le régiment d'Auftrafie infanterie, compagnie de d'Aiglepierre , éprouvoit depuis un an , des douleurs très-confidérables aux reins , il en reffentoit de même dans les différentes parties du corps; il fut envoyé à nos bains à la faifon de feptembre de l'année 1790 , ils le rétablirent.

Le nommé Jofeph Hugues , dit Printems , grénadier dans le régiment d'Auftrafie infanterie, éprouvoit des douleurs vagues dans toutes les parties du corps , il avoit de plus une éréfipele à la jambe droite, qui lui faifoit reffentir une vive douleur & une démangeaifon infupportable ; nos eaux & nos bains qu'il vint prendre à la faifon de feptembre de l'année 1790 , lui ont procuré la guérifon.

Le nommé Pierre Orain , dit belle humeur, caporal dans le régiment de Bourgogne , éprouvoit depuis vingt ans des douleurs rhumatifmales dans toutes les parties de son corps, plusieurs remèdes lui avoient été administrés sans succès ; nos eaux & nos bains qu'il prit à la saison de septembre de l'année 1790, le rétablirent.

Le nommé Jacques Combo, fusilier dans le régiment du Maine, étoit attaqué de douleurs rhumatismales dans toute l'habitude du corps depuis dix-huit mois ; les douleurs étoient survenues à la vérole, il ne pouvoit en aucune manière se servir de son bras depuis cinq mois, il fut envoyé à nos bains à la saison de septembre de l'année 1790, ils le rétablirent totalement.

Le nommé André, grénadier dans le régiment Royal-la-Marine, compagnie de la Caffine, éprouva à la suite d'un point de côté qu'il eut dans le mois de décembre 1789, des douleurs très-vives dans les différentes parties du corps ; plusieurs remèdes lui furent administrés sans succès ; il fut envoyé à nos bains à la saison de septembre de l'année 1790, ils le rétablirent.

Le nommé Alexis Lampierre, sergent dans le régiment de Limousin, compagnie des Grenadiers, étoit attaqué depuis dix ans de douleurs rhumatismales dans toutes les parties du corps, il avoit la plus grande peine à fe fervir du bras droit; nos eaux & nos bains qu'il vint prendre à la faifon de feptembre de l'année 1790, le rétablirent parfaitement.

Le nommé Vernier, fergent dans le bataillon des Chaffeurs Royaux de Provence, compagnie d'Aubcq, fouffroit depuis un an & demi, des dou-leurs rhumatifmales dans les différentes parties du corps; il étoit affecté en même temps d'une toux féche qui le fatiguoit cruellement; par fois il crachoit du fang, il s'enfuivit une affection de poitrine; il prit nos eaux & nos bains avec fuccès à la faifon de mai de l'année 1790; de retour à fa garnifon il lui furvint deux accès à la poitrine qui en s'ouvrant rendirent beaucoup de matière purulente; ayant éprouvé du foulagement de nos bains à la faifon de mai, il y fut de nouveau envoyé à celle de feptembre de la même année, nos eaux & nos bains lui firent recouvrer la fanté.

Le nommé Audran, tambour du bataillon des Chaffeurs Royaux de Provence, compagnie du Peillon, fut attaqué en travaillant à la fondation de la nouvelle falle de comédie de Marfeille, de vives douleurs rhumatifmales dans toute la partie gauche du corps; il fut envoyé à nos bains à la faifon de feptembre de l'année 1790 , il y trouva la guérifon.

Le nommé Laurent Duvivier , matelot , réfidant à Toulon , étoit cruellement tourmenté par des douleurs rhumatifmales qu'il éprouvoit dans toutes les parties du corps ; les reins étoient de même très-douloureux , il ne pouvoit pas fe fervir de fes bras ; il fut envoyé à nos bains à la faifon de feptembre de l'année 1790 , ils lui procurerent la guérifon.

Le nommé Jean Bony , fufilier du régiment de Vexin , compagnie de Lansfoc , éprouvoit depuis un an des douleurs rhumatifmales erratiques qui lui furvinrent après avoir paffé par les grands remèdes ; il refta trois mois à l'hôpital fans pouvoir faire aucun mouvement ; fes camarades étoient obligés de lui faire prendre le peu de nourriture dont il avoit befoin ; il fut envoyé à nos bains à la faifon de mai de l'année 1790 , il marchoit pour lors avec le fecours de deux potences qu'il quitta à la fin de la faifon ; il lui reftoit encore un défaut de mouvement au gros doigt du pied gauche & à l'épaule du même côté , il fut de nouveau envoyé à nos bains à la faifon de feptembre de la même année , ils le guérirent entiérement.

Le nommé Satler, appointé dans le régiment ſuiſſe Erneſt, compagnie de Diesbach, éprouvoit des douleurs rhumatiſmales très-vives au col & à la région des reins, il fut envoyé à nos bains à la ſaiſon de ſeptembre de l'année 1790 ; ils firent diſparoître les douleurs.

Le nommé Streil, fuſilier du régiment ſuiſſe Erneſt, compagnie de Louis Vouſtemberg, éprouvoit depuis pluſieurs années des douleurs rhumátiſmales dans toutes les parties du corps & principalement aux reins, ce qui l'empêchoit de ſe baiſſer ; il fut envoyé à nos bains à la ſaiſon de ſeptembre de l'année 1790, ils le rétablirent totalement.

Le nommé François Teiſſier, appointé du régiment de Barrois, compagnie de Méſange, étoit attaqué de douleurs rhumatiſmales goutteuſes dans toutes les parties du corps ; elles étoient ſi vives & ſi fortes qu'elles l'avoient réduit dans l'état le plus déplorable ; ſes camarades étoient obligés de lui faire prendre ſa nourriture, il ne pouvoit ni s'habiller ni ſe déshabiller, ſes mains étoient prodigieuſement enflées ainſi que toutes les jointures du corps où il reſſentoit une roideur conſidérable ; dans cet état il fut envoyé à nos

bains à la faifon de feptembre de l'année 1790 ;
ils lui diffiperent l'enflure & les douleurs.

Le nommé Antoine-Jofeph Puverel, matelot
garde-côte, réfidant à Toulon, étoit attaqué
depuis un an de douleurs rhumatifmales dans
toutes les parties du col qui fe faifoient également
reffentir à la région des reins, ce qui l'empêchoit
de fe courber & fur les genoux qu'il ne pouvoit
pas ployer ; tous les remèdes qui lui avoient été
adminiftrés avoient été fans fuccès, il fut envoyé
à nos bains à la faifon de feptembre de l'année
1790, il y trouva fa guérifon.

Le nommé Jacques Chaudevin, matelot, réfidant à Toulon, étoit attaqué depuis trois ans de
douleurs rhumatifmales aux extrémités inférieures, il ne pouvoit marcher qu'avec le fecours de
deux potences, il fut envoyé à nos bains pendant les deux faifons de l'année 1788, il en retira
un foulagement fi marqué, qu'il quitta fes potences, il y retourna de nouveau à la faifon de
feptembre de l'année 1790, il y trouva fa guérifon.

Le nommé Pierre Allion, fergent du régiment
de Lyonnois, compagnie du Pont, étoit attaqué
de vives douleurs rhumatifmales aux deux pieds

qui fe faifoient également reffentir fur la hanche
gauche ; il lui étoit impoffible d'appuyer les deux
talons par terre ; on avoit mis en ufage les véficatoires & les bains émollients qui avoient été fans
fuccès ; il fut envoyé à nos bains à la faifon de
feptembre de l'année 1790, il y trouva fa guérifon.

Le nommé Simon Rouffen, cordier à l'arfenal
de Toulon, étoit attaqué depuis treize ans de
douleurs rhumatifmales dans toute la partie gauche du corps, il fut envoyé à nos bains à la faifon
de feptembre de l'année 1790, il y trouva fa
guérifon.

Le nommé Antoine Morard, de la ville de
Sault, étoit attaqué depuis plufieurs années de
vives douleurs rhumatifmales dans les extrémités
inférieures qui l'empêchoient totalement de marcher. Les douleurs lui étoient furvenues à une
peur qu'il eût en tombant dans l'eau où il faillit
fe noyer ; il fut envoyé à nos bains à la faifon de
feptembre de l'année 1790, il y trouva fa guérifon.

Le nommé Rouffeau, fufilier du régiment de
Barrois, de la compagnie des Chaffeurs, éprouvoit depuis trois mois des douleurs vagues de

rhumatifme dans toutes les parties du corps qui fe portant par fois fur la poitrine , lui gênoient beaucoup la refpiration ; il eft à obferver que pendant l'efpace de dix-huit mois; il avoit effuyé trois traitements vénériens ; il fut envoyé à nos bains à la faifon de feptembre de l'année 1790 , ils lui diffiperent fes douleurs ; à la fin de fon traitement , il lui furvint deux poulains à l'aine droite, je lui fis prendre encore quelque temps les douches des eaux minérales qui avec le fecours de quelques frictions mercurielles locales , amenerent la fuppuration des poulains & enfuite leur guérifon.

Le nommé Jean-Baptifte Nicolas Dupré , dit la Vertu , foldat invalide de la compagnie de Veau-geois en garnifon à Entrevaux , étoit attaqué de douleurs rhumatifmales dans toutes les parties du corps , il avoit de plus des playes à chaque pied , accompagnées d'enflure & de rougeur éréfipélateufe qui l'empêchoient abfolument de marcher ; dans cet état il fut envoyé à nos bains à la faifon de feptembre de l'année 1790 , ils lui diffiperent les douleurs ainfi que l'enflure des des pieds ; fes playes étoient dans un meilleur état , il marchoit affez facilement.

Observations sur la Sciatique.

Mademoiselle Salvans de Courbons, fut atta-
quée dans le courant de l'année 1789 d'une sciatique qui la faisoit cruellement souffrir ; plusieurs
remèdes lui avoient été administrés sans succès,
les vésicatoires ne furent point épargnés ; elle
n'en retira aucun soulagement ; réduite dans l'état
le plus déplorable, ne pouvant absolument se
remuer dans son lit sans qu'elle souffrit les douleurs les plus vives ; elle me fit consulter sur son
état, je lui conseillai, malgré sa foiblesse, de faire
usage de nos eaux & de nos bains, où elle se fit
conduire dans une chaise à porteur à la saison de
septembre de l'année 1789 ; elle en éprouva si
fort du soulagement qu'elle quitta les deux potences dont elle se servoit pour marcher, elle y
retourna à la saison de mai de l'année 1790, nos
bains la rétablirent totalement.

Le hommé Jean-Jacques Pillon, dit la Bonté,
caporal du régiment de Vexin, compagnie de
Grandchain, étoit attaqué depuis trois ans de
douleurs de sciatique aux deux hanches avec
un tremblement dans toutes les parties du corps ;
il fut envoyé à nos bains à la saison de septembre
de l'année 1790, il y trouva sa guérison.

Le nommé Gabriel Guelin, fufilier du régiment de Vexin, compagnie de Lanfefoc, éprouvoit une douleur de fciatique à la hanche droite qui l'empêchoit de marcher : il fut envoyé à nos bains à la faifon de feptembre de l'année 1790, il y trouva fa guérifon.

Le nommé Cavel, appointé du régiment de Barrois, compagnie de Philippeau, étoit attaqué depuis fix ans de douleurs de fciatique à la hanche droite & aux reins, plufieurs remèdes lui avoient été adminiftrés en différens temps fans le moindre fuccès ; il fut envoyé à nos bains à la faifon de feptembre de l'année 1790, il y trouva fa guérifon.

Le nommé Louis Bouillon, tambour du régiment de Limoufin, compagnie de Courvol, éprouvoit depuis un an des douleurs de fciatique à la hanche gauche ; plufieurs remèdes lui avoient été adminiftrés fans fuccès, il fut envoyé à nos bains à la faifon de feptembre de l'année 1790, ils le rétablirent totalement.

Le nommé Jofeph-François Vivar, matelot, réfidant à Toulon, fouffroit de douleurs de fciatique à la hanche, à la cuiffe & à la jambe droite depuis deux ans ; il fut envoyé à nos bains à la faifon de feptembre de l'année 1790 , il y trouva fa guérifon.

Le nommé Roquette , appointé dans le régiment d'Auftrafie infanterie, compagnie du Fayel, éprouvoit des douleurs de fciatique à la hanche gauche qui lui étoient furvenues depuis un an, après avoir paffé par les grands remèdes ; il fut envoyé à nos bains à la faifon de feptembre de l'année 1790 , ils le rétablirent entiérement.

Le nommé Jofeph Teiffere, fergent dans le bataillon des Chaffeurs des Ardennes, compagnie de Marnas , éprouvoit depuis un an & demi des douleurs de fciatique tout le long de la cuiffe droite , il avoit de plus reçu un coup de fabre à la main gauche qui lui empêchoit de la fermer ainfi que les doigts ; nos eaux & nos bains qu'il vint prendre à la faifon de feptembre de l'année 1790 , lui diffipèrent les douleurs , & lui firent récouvrer le mouvement de la main & des doigts.

Obfervations fur des douleurs.

Le nommé Savoye , fergent-major du bataillon des Chaffeurs Royaux de Provence , éprouvoit depuis quelques temps une douleur à l'épaule

B

gauche avec une gêne confidérable dans le mouvement de cette partie ; nos eaux & nos bains
qu'il vint prendre à la faifon de feptembre de
l'année 1790, lui ont procuré une guérifon entière.

Le nommé Grobert, fourrier dans le bataillon
des Chaffeurs Royaux de Provence, éprouvoit
une douleur & une gêne confidérable dans le
mouvement du gros doigt du pied droit, fuite
d'une chûte qu'il avoit faite depuis quatre ans ; ce
défaut de mouvement fe faifoit pareillement reffentir à la cheville du même pied dont il fe fer-
voit difficilement ; nos eaux & nos bains dont il
vint faire ufage à la faifon de feptembre de
l'année 1790, le rétablirent.

Le nommé Baftien Paris, fufilier dans le régiment de Limoufin, compagnie de Begville, éprouvoit une douleur au genou gauche avec un gonflement confidérable à cette partie qui étoit la
fuite d'un dépôt ; il ne pouvoit ployer fon genou ;
il lui étoit impoffible de marcher fans le fecours
d'un bâton ; il fut envoyé à nos bains à la faifon
de feptembre de l'année 1790, ils lui diffipèrent
l'engorgement du genou & lui firent recouvrer le
mouvement de cette partie.

Le nommé Soliman, fergent dans le bataillon

des Chaſſeurs Royaux de Provence , compagnie d'Aubry , éprouvoit depuis quinze ans des douleurs avec une gêne dans le genou droit & un engorgement fort conſidérable à cette partie , il fut envoyé à nos bains à la ſaiſon de ſeptembre de l'année 1790 , il y trouva ſa guériſon.

Le nommé Arnaud , carabinier du bataillon des Chaſſeurs Royaux de Provence , compagnie de Boucher , éprouvoit de fortes douleurs aux cuiſſes & aux jambes ; il fut envoyé à nos bains à la ſaiſon de ſeptembre de l'année 1790 , il y trouva ſa guériſon.

Le nommé Fraoyer , fuſilier du régiment ſuiſſe Erneſt , compagnie de Louis Wateville , éprouvoit depuis deux ans des douleurs très-vives à l'épaule gauche ; il fut envoyé à nos bains à la ſaiſon de ſeptembre de l'année 1790 , ils lui firent diſſiper ſes douleurs.

Le nommé Riot , fuſilier du régiment de Dauphiné , compagnie des grenadiers , éprouvoit depuis dix-huit mois des douleurs avec une foibleſſe au bras & à la jambe gauche , il ne pouvoit abſolument plier le genou , ſes douleurs étoient ſurvenues à un traitement vénérien , il fut envoyé à nos bains à la faifon de feptembre de l'année 1790, ils le guérirent radicalement.

Le nommé Adrien Gitton, dit la violette, foldat invalide, de la compagnie de Veaugeois en garnifon à Entreveaux, éprouvoit depuis trois mois des douleurs vives au bras gauche qui lui empêchoient de s'en fervir, il ne pouvoit nullement le porter fur la tête ; il lui furvint quelques furoncles tout le long du bras qui lui ont laiffé un défaut de mouvement à cette partie ; les furoncles ont fuppurés abondamment pendant l'efpace de vingt jours ; il fut envoyé à nos bains à la faifon de feptembre de l'année 1790, il y trouva fa guérifon.

Le nommé Germain, Marchand, dit Brind'amour, foldat invalide de la compagnie de Veaugeois en garnifon à Entrevaux, étoit attaqué depuis trois ans de douleurs dans toute l'habitude du corps, fuite d'une playe occafionnée par un coup de feu reçu au coude du bras droit qui lui procura une forte roideur à cette partie, ainfi qu'à la main & aux doigts du même côté qu'il ne pouvoit pas ployer ; il fut envoyé à nos bains à la faifon de feptembre de l'année 1790, il y trouva fa guérifon.

Le nommé Jacques-Jean Arnoux, fufilier du

régiment de Lyonnois , compagnie de Chantpy ,
étoit attaqué d'une douleur au pied droit qui se
porta ensuite dans toutes les parties du corps , il
avoit de plus un tremblement dans ses mains qui
l'empêchoit de pouvoir rien porter à la bouche ;
ses camarades étoient obligés de lui faire prendre
sa nourriture ; dans cet état il fut envoyé à nos
bains à la saison de septembre de l'année 1790 ,
ils le rétablirent entiérement.

Le nommé Bios , fusilier du régiment de Bourgogne , compagnie de la Tour , éprouvoit des
douleurs très-vives aux deux genoux qui l'empêchoient de se rélever lorsqu'il étoit baissé ; ses douleurs étoient survenues à un traitement vénérien
qu'il avoit essuyé ci-devant ; il prit nos eaux &
nos bains à la saison de septembre de l'année
1790 , ils le rétablirent.

Observations sur le défaut de mouvement de certaines parties du corps , avec retirement des nerfs.

Le nommé Michel Bortholomé , dit Bauvais ,
du corps Royal d'Artillerie , compagnie de Ner-
man , éprouvoit depuis long-tems une difficulté
dans le mouvement de la jambe droite , avec rétirement des nerfs de cette partie ce qui empê-

choit d'appuyer le pied par terre & de marcher : tous ces fymptômes lui étoient furvenus à une chûte qu'il fit & qui lui fractura la jambe : nos eaux & nos bains qu'il vint prendre à la faifon de feptembre de l'année 1790 , lui rappellerent le mouvement & la foupleffe de la jambe , dont il fe fert parfaitement bien.

Le nommé Leick , appointé dans le bataillon des chaffeurs des Ardennes , compagnie de la Prune , éprouvoit une gêne confidérable au poignet gauche , fuite d'une chute qui lui avoit occafionné une luxation complètte des os du carpe avec l'avant bras ; il ne pouvoit abfolument ployer les doigts de la même main : nos eaux & nos bains qu'il vint prendre à la faifon de feptembre de l'année 1790 , lui firent recouvrer le mouvement du poignet , ainfi que la liberté de la main & des doigts.

Le nommé Clermont , chaffeur dans le bataillon des chaffeurs des Ardennes , compagnie de la Prune , éprouvoit un rétirement des nerfs de la jambe droite très-confidérable ; il lui étoit furvenu à une playe de cette même partie qui lui avoit occafionné une enflure énorme : il ne pouvoit abfolument appuyer fon pied par terre ;

plufieurs remèdes lui avoient été administrés fans fuccès ; nos eaux & nos bains qu'il vint prendre à la faifon de feptembre de l'année 1790 , lui firent difparoitre l'enflure de la jambe & récouvrer le mouvement du pied.

Le nommé Dominique Moffoni , gardien de Cabanne , dans l'Arfenal de Toulon , avoit une roideur , fi forte aux orteils du pied droit, qu'il ne pouvoit les ployer en aucune manière , la jambe étoit devenue très-enflée & odemateufe : cette roideur lui avoit été occafionnée depuis quatre ans , par la chute d'une pièce de bois fur le pied , qui lui fit une playe , qui fut fcarifiée pour donner iffue à une matière purufente qu'elle renfermoit ; il en fortit de même douze efquilles d'os , il avoit marché pendant l'efpace de deux ans avec une jambé de bois ; il marchoit à fon arrivée dans cette ville , avec une potence & un baton : il vint prendre nos eaux & nos bains à la faifon de feptembre de l'année 1790 , ils lui firent un tel effet , qu'il laiffa fa potence dans l'églife des bains, il marchoit très-facilement avec le fecours d'un baton , fa jambe défenfla totalement ; il recouvra de même la foupleffe & le mouvement des doigts du pied qu'il ne pouvoit pas remuer.

B 4

Le nommé Claude Tournier, canonier de la première claſſe de la ſeptième diviſion, fit une chute qui lui démit le genou droit, qui devint d'une groſſeur extraordinaire & fort noir, il éprouvoit la plus grande difficulté à le ployer attendu qu'il y avoit un rétirement des nerfs de cette même partie : pluſieurs remèdes lui avoient été adminiſtrés ſans ſuccès, nos eaux & nos bains qu'il vint prendre à la ſaiſon de ſeptembre de l'année 1790, lui remirent le genou en diſſipant la noirceur & la groſſeur qu'il y avoit, le retirement des nerfs eſt ſi fort diminué, qu'il appuye le pied par terre ce qu'il ne pouvoit faire auparavant & qu'il marche aſſez facilement.

Le nommé Joſeph Bulman, tambour dans le régiment Provincial de Corſe, avoit un défaut de mouvement à la main droite, qui lui empêchoit de ployer les doigts & qui étoit ſurvenu à un coup de ſabre qu'il avoit reçu ſur cette partie : il fut envoyé à nos bains à la ſaiſon de ſeptembre de l'année 1790; ils lui firent recouvrer le mouvement de la main & la liberté des doigts.

Le nommé Michel le Frère, appointé grénadier dans le régiment de Soiſſonnois, compa-

gnie de Menou, éprouvoit un défaut de mouvement dans le pouce & l'index de la main droite
depuis trois ans ; ce défaut de mouvement étoit
la suite d'un coup de sabre qu'il avoit reçu sur
cette même partie depuis trois ans , il fut envoyé à nos bains à la saison de septembre de
l'année 1790 , ils lui firent recouvrer le mouvement des doigts.

Le nommé Jean-Claude Chaix , matelot ré-
sidant à Toulon, avoit un rétirement des nerfs
de la jambe gauche occasionné par une blessure
à cette même partie ; il étoit si fort que son
talon venoit toucher le derrière , il ne pouvoit
marcher qu'avec le secours de deux potences :
il prit avec succès nos eaux & nos bains pendant les deux saisons de l'année de 1788 , il y
fut de nouveau envoyé à la saison de septembre
1790 ; ils le rétablirent entièrement , il laissa
ses deux potences.

Le nommé Fleuri, chasseur dans le bataillon
chasseurs royaux des Ardennes , compagnie de
Valour, éprouvoit depuis deux ans , une foiblesse & une roideur très-forte dans les articulations des extrémités inférieures : on lui avoit
administré plusieurs remèdes sans succès , il fut

envoyé à nos bains à la saison de mai de l'année 1790, il marchoit pour lors avec le secours de deux potences : il retira le plus grand soulagement par l'usage qu'il fit de nos eaux & de nos bains, il avoit été cloué dans un lit pendant l'espace d'un an & demi sans pouvoir remuer ; les doigts de ses pieds étoient inflexibles ainsi que les articulations ; il fut de nouveau envoyé à nos bains à la saison de septembre de la même année , ils lui firent tout le bien imaginable, il y laissa ses deux potences, il marche facilement avec le secours d'un baton, les doigts de ses pieds & les articulations sont assez libres, il n'y a plus aucune inflexibilité.

Le nommé Maho, fusilier du régiment de Dauphiné, compagnie de Tilly, éprouvoit un gonflement très-considérable à l'articulation du pied droit, qui lui étoit survenu à une entorse ; il fut envoyé à nos bains à la saison de septembre de l'année 1790, il y trouva sa guérison.

Le nommé Louis le Sage, fusilier du régiment de Limousin, compagnie de Saint fat, éprouvoit depuis un an, une douleur au bras gauche, avec un défaut de mouvement à cette partie qui s'étendoit à la main du même côté dont il ne pouvoit pas se servir, les doigts étoient fort roides il ne pouvoit pas les ployer ; il fut envoyé à nos bains à la faifon de feptembre de l'année 1790 , ils lui ont fait récouvrer le mouvement de la main & des doigts.

Obfervations fur des fauffes ankilofes.

Le nommé Jaubert , grenadier du régiment de Dauphiné , compagnie des Grenadiers , étoit attaqué d'une fauffe ankilofe dans les articulations du tarfe , fuite d'un coup de fabre qu'il avoit reçu à cette partie ; il prit nos eaux & nos bains à la faifon de feptembre de l'année 1790 , ils lui diffipèrent fon ankilofe.

Le nommé Nicolas Baron , fufilier du régiment de Vexin , compagnie de Grandchain , étoit attaqué d'une fauffe ankilofe au poignet droit qui lui empêchoit de fe fervir de la main & de ployer les doigts ; elle étoit furvenne à un coup de fabre qu'il reçut à cette même partie ; il étoit également attaqué depuis deux mois de deux chancres fur le prépuce ; il fut envoyé à nos bains à la faifon de feptembre de l'année 1790 , où il trouva une parfaite guérifon.

Observation fur une éruption vérolique de naissance.

Le nommé Jean-Antoine Boiffy, fufilier du régiment de Vexin, compagnie de Laucq, étoit attaqué d'une éruption vérolique de naiffance, les boutons qui étoient répandus fur toute l'habitude du corps étoient fort gros; ils rendoient une matière rougeâtre, il fut envoyé à nos bains à la faifon de feptembre de l'année 1790, ils lui diffiperent entièrement fon éruption vérolique.

Obfervations fur un coup de feu.

Le nommé Marcel, grénadier du régiment du Maine, compagnie de Varet, avoit reçu depuis quatre mois, un coup de feu à l'épaule droite, qui lui avoit fait perdre le mouvement de cette partie : il fut envoyé à nos bains à la faifon de feptembre de l'année 1790, ils lui procurerent la guérifon.

F I N.

www.ingramcontent.com/pod-product-compliance
Lightning Source LLC
Chambersburg PA
CBHW070157200326
41520CB00018B/5440